AF234383

DES
BACTÉRIACÉES UTILES

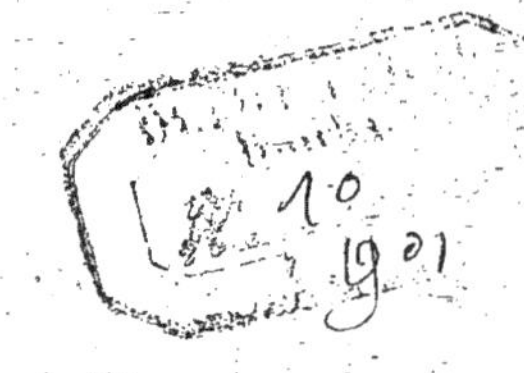

Discours de M. THOUVENIN

PROFESSEUR A L'ÉCOLE DE MÉDECINE

MONSIEUR LE RECTEUR,

MESSIEURS,

Notre grand Pasteur par ses admirables travaux a rendu d'immenses services à l'humanité; mais dans ce monde toujours quelque mal accompagne le bien; tandis qu'il nous faisait triompher de plusieurs fléaux redoutables, naissait une maladie nouvelle, peut-être plus dangereuse que les autres, la microbiophobie ou la peur des microbes, qui empoisonne la vie, et en se propageant, en s'exaspérant, en arriverait à détruire la société.

En attendant la découverte d'un antiphobique spécial ou même général, je voudrais pour ma faible part contribuer à enrayer le mal, à rassurer un peu les plus timorés, à diminuer l'horreur et la terreur que leur inspirent ces petits êtres dont le nom seul fait trembler.

Et peut-être serait-il bon de ne plus le prononcer, ce nom, et de le remplacer par un autre plus doux, celui de bactéries par exemple, préféré par beaucoup de savants. Changer un nom, cela ne semble rien; rappelons-nous pourtant qu'on a détesté les droits réunis et qu'en devenant contributions indirectes ils ont semblé plus tolérables; que personne ne voudrait plus être taillable et corvéable à merci mais qu'on s'est résigné sans trop de peine à devenir imposable.

Le remède à coup sûr serait insuffisant.

Disons alors: tous les microbes ne sont pas malfaisants;

il en est certainement d'inoffensifs ; d'autres peut-être sont injustement accusés ; l'homme n'est pas infaillible, il lui est arrivé de chercher à détruire des espèces qu'il jugeait nuisibles, et de regretter bientôt les succès obtenus : en Angleterre on a fait aux crapauds une guerre d'extermination, puis on s'en est procuré à prix d'argent.

Enfin nous connaissons déjà de bons microbes dont le nombre très probablement s'accroîtra. Quand je dis bons, j'emploie ce mot dans le sens que lui donnent ordinairement les hommes. Est bon pour eux tout ce qui leur procure un avantage ou un agrément, tout ce dont ils peuvent user et même au besoin abuser. Aussi serait-il plus juste et plus simple de dire : il est pour nous des microbes utiles qui, sans le vouloir évidemment, nous rendent de très grands services.

Et d'abord on commence à voir combien peut être précise et délicate la fonction chimique de certains microbes, et quel intérêt s'attache à leur emploi méthodique, au seul point de vue de la chimie pure.

C'est, en 1880, M. Boutroux qui le premier a usé des bactériacées en vue d'obtenir une réaction chimique. Employant comme agent d'oxydation du glucose une bactérie, le *Micrococcus oblongus*, il a obtenu l'acide gluconique.

Plus tard, M. Brown au moyen du même *Micrococcus* a pu transformer la mannite en lévulose.

Enfin, plus récemment, M. Gabriel Bertrand a proposé une méthode biochimique assez générale pour former les kétoses à partir du sucre alcool correspondant.

En 1852, Pelouze, ayant fait l'analyse de jus de sorbes abandonné à lui-même pendant un peu plus d'un an, avait découvert que la sorbite contenue dans ce jus s'était transformée en un sucre auquel il donna le nom de sorbose.

Depuis cette époque, plusieurs fois on avait essayé de refaire cette réaction ; mais le plus souvent le jus de sorbes ne donnait pas de sorbose et l'on ne savait à quoi attribuer les insuccès aussi bien que les rares réussites. On avait

cependant remarqué que la réaction ne se produisait que
quand de petites mouches rougeâtres (*Drosophila funebris*
Fabricius) attirées par l'odeur du liquide venaient et dépo-
saient leurs œufs sur les bords.

Ce n'est qu'en 1896 que M. Bertrand a donné l'explica-
tion de ce qui jusque là paraissait inexplicable ; il a reconnu
que les *Drosophila* apportaient dans le jus de sorbes un microbe, et que c'était ce microbe qui provoquait la transformation en sorbose de la sorbite contenue dans le jus.

La bactérie agissante, qui a été désignée par M. G. Bertrand sous le nom de bactérie du sorbose, paraît être la
même que celle dont M. Boutroux s'est servi pour oxyder
le glucose.

Avec la bactérie du sorbose, M. G. Bertrand a pu transformer en sucre réducteur non seulement la sorbite, mais
aussi la glycérine, la mannite, l'érythrite, l'arabite, la volé-
mite et la perséite. Et, ce qui est d'une grande importance
pour des chimistes, il a toujours obtenu un rendement to-
tal.

Ces transformations qui, pour la plupart, n'avaient jamais
pu être obtenues avec les seules ressources de la chimie pure
montrent, pour le cas particulier, la supériorité de la bactérie du sorbose sur les réactifs actuels des laboratoires.

L'industrie se sert parfois des microbes pour se débarrasser de principes gênants et les détruire.

C'est ainsi que pour isoler les fibres du lin et du chanvre
pour en faire des textiles, on pratique le rouissage, opéra-
tion qui consiste à laisser baigner les plantes dans l'eau
après qu'elles ont été récoltées.

Dans ces conditions, sous l'action d'une bactérie anaéro-
bie le *Bacillus butyricus* sécrétant des diastases qui dissou-
draient la cellulose, ou, d'après M. Winogradski, sous l'in-
fluence d'un autre bacille du même groupe qui n'attaque-
rait que les matières pectiques, se produit une fermentation à la suite de laquelle les fibres textiles sont isolées.

Un procédé d'extraction de l'amidon des tissus où il se

trouve est fondé sur l'action d'un bacille, toujours du groupe du *B. butyricus*. On fait macérer dans l'eau les tissus amylacés réduits en fragments ; grâce aux bacilles la cellulose et le gluten sont transformés, dissous, et l'amidon restant inaltéré est recueilli.

Dans la fabrication de l'indigo, l'*indican* qui préexiste dans la plante à indigo est dédoublé, par l'action d'une diastase qu'elle sécrète, en indigo blanc et en un sucre l'indiglucine. L'indigo blanc passe ensuite à l'état d'indigo, grâce encore à une diastase d'origine non bactérienne, mais en même temps l'indiglucine est détruite par des bactéries, et c'est ainsi qu'à la suite d'une fermentation l'indigo débarrassé du sucre peut être obtenu à l'état de pureté.

Certains produits alimentaires sont dus aussi à des microbes.

Depuis les temps les plus reculés pour obtenir du vinaigre de vin, on sait qu'il suffit de laisser du vin dans des vases ouverts à l'air. Après quelques semaines si l'on a eu soin de laisser tomber préalablement dans le vin quelques gouttes de vinaigre déjà formé, tout l'alcool du vin est oxydé et transformé en acide acétique, nom chimique du vinaigre.

Cette oxydation est causée par un être organisé, le *Bacillus aceti*.

Le *Bacillus lacticus* est une espèce très commune dans le lait, qu'elle vient contaminer dès qu'il est exposé à l'air, et y cause une fermentation qui le fait, comme on dit, tourner. Faire tourner le lait ne serait pas pour le bacille lactique un titre suffisant à notre reconnaissance, si ce n'était par la fermentation lactique que le chou est transformé en choucroûte, aliment sain et digestif par excellence.

Les grains de képhyr sont de petites masses formées en majeure partie par des bactéries (*Bacillus lacticus*, *B. caucasicus*, etc.), et contenant en outre une levure comparable à la levure de bière. Ces grains sont employés pour causer la fermentation du lait de brebis et de chèvre et les transformer en un liquide acide et gazeux usité comme boisson. Cette boisson est non seulement nourrissante, mais encore digestive, parce que la matière albuminoïde du lait, la caséine, ayant été solubilisée par les diastases que sécrètent les bactéries est devenue éminemment propre à l'assimilation.

Ce sont encore des microbes qui apportent leur précieux concours à une industrie qui fait la richesse d'une partie de la Franche-Comté, l'industrie des fromages. La maturation des fromages est due en effet à des microbes, très bien étudiés par M. Duclaux et décrits par lui sous la rubrique commune de *Tyrothrix*.

Sous l'action des *Tyrothrix*, le lait coagulé par la présure, le caséum, qui se présentait sous l'aspect d'une masse opaque, blanche et friable, devient transparent, élastique, savoureux, odorant, et la caséine est transformée en peptone.

Combien doit donc être grande notre gratitude envers ces petits êtres qui se chargent pour ainsi dire de digérer pour nous, et, ayant fait passer, comme l'aurait fait notre estomac, la caséine à l'état de peptone, nous permettent, sans préjudice pour notre alimentation et notre santé par conséquent, de ne pas surmener ce pauvre estomac, si souvent délicat et qui parfois a besoin de repos.

Si certains microbes sont la cause de la plupart des maux qui nous affligent, il en est quelques-uns cependant qui, traîtres en quelque sorte à leurs frères, nous secondent sérieusement dans la lutte entreprise contre eux et deviennent pour nous des agents hygiéniques.

C'est ainsi que les eaux de citerne, s'il faut en croire M. Karlinski, seraient débarrassées des microbes pathogènes qui peuvent y pulluler par des bactéries banales qui, livrant le bon combat, l'emporteraient sur les bactéries malfaisantes et les détruiraient.

Les eaux potables, telles qu'elles nous sont données par les rivières et malheureusement aussi par beaucoup de sources, sont toujours plus ou moins chargées de microbes.

Pour se débarrasser de ces microbes, divers procédés sont usités.

L'un d'eux est le filtre à sable, composé de cailloux ou de gravier à la base et de sable à la partie supérieure.

Au début de son emploi, un pareil filtre laisse passer les bactéries; il ne s'oppose à leur passage qu'au bout d'un certain temps, quant à la surface s'est formée une mince pellicule constituée par des filaments d'algues, des Diatomées et surtout des bactéries, le tout enchevêtré et composant une sorte de feutre.

Et l'on arrive à cette conclusion, en apparence paradoxale, que ce sont les bactéries qui retiennent les bactéries.

Dans le tube digestif on trouve des bactéries qui jouent un rôle dans la digestion des aliments.

Dans la panse des Ruminants et aussi dans le jabot des Oiseaux granivores séjourne le *B. butyricus* qui agit sur la cellulose et la rend assimilable.

Dans notre intestin, on rencontre également un grand nombre de bactéries parmi lesquelles il en est qui, par les diastases qu'elles sécrétent, ajoutent leur action à celle des ferments digestifs.

Il y a là une véritable digestion bactérienne qui agit dans le même sens que la digestion physiologique, mais qui cependant, comme des expériences l'ont démontré, n'est pas absolument nécessaire.

Vous le voyez, Messieurs, il est un certain nombre de microbes dont l'utilité pour nous ne saurait être contestée ; il me reste maintenant à vous montrer qu'il en est qui sont absolument nécessaires.

La matière organique fabriquée à la lumière par les plantes vertes est destinée tantôt à nourrir un animal, tantôt à périr sur place ; mais toujours après une plus ou moins longue vie hors du sol, elle revient à la terre.

Les matériaux pris à la terre par les végétaux et aux végétaux par les animaux, pour se développer et entrete-

nir leur vie, sont incapables de se désorganiser par eux-
mêmes. Aussi, tous les éléments qui composent les ca-
davres des animaux, les résidus de leur digestion, les
détritus de toutes sortes, plantes et animaux, seraient
perdus sans retour pour la vie ultérieure qui bientôt, faute
d'aliments, serait devenue impossible sur notre globe, si des
microbes qui heureusement pour nous pullulent dans la
terre et aussi dans l'air, ne venaient disloquer ces composés,
les dissocier en éléments plus simples, en un mot les rendre
assimilables, c'est-à-dire propres à rentrer dans la composition des tissus vivants de nouvelles plantes vertes.

La destruction par les microbes de la matière organique
morte et la production sur le sol d'une végétation nouvelle, sont deux phénomènes qui s'accompagnent néces-
sairement.

Les travaux de Pasteur ont fait voir que les microbes
ne peuvent vivre qu'aux dépens de matériaux complexes
élaborés par les êtres vivants.

D'autre part, M. Duclaux a démontré qu'une plante ne
peut se développer en l'absence des êtres microscopiques,
c'est-à-dire ne peut utiliser en dehors d'eux la matière organique, telle qu'elle vient de l'être qui l'a précédée sur
le sol.

C'est ainsi que des graines semées dans un sol riche en
matière organique (lait, sucre candi, etc,), mais stérilisé
au point de vue des microbes, donneront des plantes
aussi grêles que celles qu'on a fait germer dans l'eau pure
et d'un poids, à l'état sec, toujours inférieur à celui de la
graine.

J'ai cité cette expérience de M. Duclaux pour bien montrer ce qui vient d'être avancé, c'est-à-dire que les plantes
ne peuvent utiliser telles qu'elles les matières organiques
mises à leur disposition par leurs prédécesseurs végétaux
ou animaux, qu'elles ont besoin que des microbes, dont
c'est la fonction spéciale, leur préparent des matériaux
absorbables.

On donne le nom de putréfaction ou encore de fermentation à ces dédoublements provoqués principalement par des microbes, et qui ont pour objet de rendre assimilable la matière organique morte.

Le phénomène est ordinairement fort complexe. Cette complexité résulte de la diversité des matériaux qui se putréfient et de la présence d'un plus ou moins grand nombre d'espèces bactériennes différentes, dont l'action peut considérablement varier.

En effet, les espèces de bactéries causant la putréfaction sont nombreuses ; le plus souvent ce sont des bacilles longs ou courts, parfois des microcoques ou des formes spiralées mobiles.

Il est excessivement intéressant de suivre les différentes transformations par lesquelles passent, pour redevenir assimilables, les divers principes constituant la matière organique.

Diverses fermentations, causées chacune par un microbe propre, se succèdent dans la masse en transformation, chacune reprenant les divers produits au point où l'a laissée la fermentation précédente, pour la faire progresser, la rapprocher du but final : rendre à nouveau assimilable la matière organique. Chaque espèce de ferment prépare en quelque sorte la fermentation suivante par son action propre sur la composition du milieu qui devient ainsi favorable à l'activité de l'espèce appelée à lui succéder tandis que l'espèce précédente disparaît ou passe à l'état de spores.

Comme exemple, suivons les différentes phases par lesquelles passe l'azote des matières azotées avant de redevenir apte à rentrer dans la composition des tissus végétaux vivants. Les premiers produits de la décomposition sous l'action des microbes sont : tout d'abord de l'azote, qui se dégage dans l'air, et divers produits qui, à la suite de transformations successives, toujours causées par des microbes, arriveront tous à l'état de sels ammoniacaux.

Ces sels ammoniacaux entrepris par le microcoque nitreux s'oxydent et deviennent des sels nitreux, des nitrites,
qu'une autre bactérie oxydante, le ferment nitrique, transforme en nitrates.

C'est seulement sous la forme de sels ammoniacaux et
surtout de nitrates que les cellules à chlorophylle peuvent
assimiler l'élément azoté terrestre.

Voilà donc une partie de l'azote des tissus morts capable,
grâce à de bonnes bactéries, de servir à nouveau d'aliment
aux végétaux vivants, et, par leur intermédiaire, aux animaux.

Mais une portion seulement de l'azote est ainsi récupérée
pour la vie ultérieure, puisque chaque fois que la matière
organique des tissus morts est détruite, il y a un dégage-
ment dans l'air d'azote gazeux, qui ne peut être assimilé.
Donc, au bout d'un temps très long, c'est vrai, la plus
grande partie de l'azote organique serait passée dans l'air,
et la vie deviendrait impossible, faute d'azote, si encore et
toujours des microbes ne se chargeaient de reprendre ce
gaz à l'atmosphère et de le rendre assimilable.

L'atmosphère renferme bien, il est vrai, des sels ammoniacaux, résultat de réactions purement chimiques, et sus-
ceptibles d'être absorbés par la terre ; mais c'est là un ap-
port tout à fait négligeable d'azote combiné ; la majeure
partie de l'azote atmosphérique qui fait retour au sol le fait
par l'action de certaines bactéries.

Parmi ces bactéries, les mieux connues sont celles qui
vivent en symbiose dans de petites nodosités, dont elles
provoquent la formation sur les racines de certaines Légumineuses.

La plante héberge la bactérie, lui fournit les hydrates de
carbone et l'azote organique, en un mot la nourrit ; et la
bactérie, débarrassée de tout souci matériel pour l'entretien
de sa vie, se consacre entièrement à sa fonction, qui est de
fixer l'azote libre de l'atmosphère et de le mettre en état
d'être absorbé par le végétal.

L'association de certains Nostocs et de bactéries permet également le développement simultané des deux espèces, et la fixation d'azote atmosphérique se produit encore.

Enfin, M. Berthelot a remarqué que les terres nues, c'est-à-dire les terres sans culture assimilent l'azote atmosphérique. Et il est prouvé que cette fixation d'azote ne résulte pas d'un phénomène purement chimique, mais d'un processus biologique ; c'est-à-dire de la présence d'un être vivant, puisqu'elle cesse de s'effectuer dans une terre qui a été stérilisée par l'action d'une température de 100 degrés pendant deux heures.

Il y a tout lieu de penser que ce sont des microorganismes du genre de ceux des racines des Légumineuses qui assimilent ainsi l'azote libre ; car on a trouvé dans la terre y vivant librement, des bacilles capables de s'emparer de l'azote atmosphérique.

De tout temps, les agriculteurs, sans se rendre compte pourquoi, ont utilisé l'action des bactéries des Légumineuses pour rendre au sol sa richesse en azote, en intercalant une culture de Légumineuses (Trèfle, Luzernes, etc.) entre deux cultures de plantes très avides de nitrates, comme les Céréales, la Betterave, qui épuisent vite la terre en aliments azotés.

En effet, les portions souterraines des Légumineuses restant en place après la coupe de la récolte, les principes albuminoïdes accumulés dans les nodosités se convertissent successivement, sous l'action des ferments terrestres, en sels ammoniacaux, en nitrites, en nitrates et, de la sorte, restituent à la terre les éléments de fertilité.

Depuis quelques années des agronomes, pour faciliter la production des nodosités des Légumineuses, et permettre ainsi à ces plantes de faire un plus large emprunt de l'azote de l'air, se sont appliqués à répandre sur le terrain destiné aux Légumineuses les bactéries qui se fixent sur leurs racines.

MM. Nobbe et Hiltner ont fait des cultures pures avec

toutes les races microbiennes retirées des plantes culturales
et ont livré ces cultures au commerce sous le nom de nitragine. Mais après l'avoir essayée un peu partout dans les
stations agronomiques, en France, en Angleterre, en Alle-
magne, en Belgique, en Suisse, etc., les agronomes ont for-
mulé des réserves sur la valeur pratique de la nitragine.

A propos de l'emploi de cultures microbiennes pures,
je ne saurais omettre les essais de M. Caron Dans ses re-
cherches sur la flore microbienne de différents sols, il a
remarqué que les terrains fertiles, en particulier les luzer-
nières et toutes les terres cultivées en Légumineuses en
général, renferment un certain bacille, qui paraît jouer un
rôle très actif dans la dégradation des matières azotées, qui
les transforme rapidement en produits assimilables pour
les plantes supérieures

M. Caron a fait des cultures pures de ce bacille et les a
introduites dans le commerce sous la dénomination d'alinite.

Mais si utile que puisse être ce bacille « il n'en résulte
pas que son emploi à l'état de culture pure dans l'inocula-
tion du sol puisse, dans tous les cas, conduire à des résul-
tats avantageux ; ce bacille est répandu partout et l'intro-
duction dans la terre d'un nombre relativement restreint de
germes ne modifie en rien sa flore microbienne. Les fu-
mures, les amendements, les drainages, les irrigations sont
les opérations qui permettent seules d'activer les transformations qui se produisent dans le sol sous l'action des bactéries.

» Les bonnes espèces profitent de ces opérations culturales ; si elles semblaient endormies, elles se réveillent
bientôt, et prennent possession d'un milieu qui leur est de-
venu favorable pour accomplir leur rôle.

» C'est là le procédé vraiment efficace pour favoriser le
travail des microbes. Il semble que l'usage des cultures
bactériennes pures, tel qu'on le préconise actuellement, ne
soit pas appelé à rendre de grands services à l'agriculture ;

l'expérience s'est déjà prononcée sur la bactérie des Légumineuses employée sous cet état; l'avenir nous apprendra si le microbe de l'alinite mérite un meilleur accueil. » (Mazé, 1900)

On ne peut donc nier que parmi les bactériacées au milieu desquelles vit l'homme, s'il en est qu'il a bien raison de craindre, il en est aussi de fort nombreuses, qui méritent sa reconnaissance, d'autant plus grande pour certaines que sans elles il ne pourrait exister faute d'aliments.

C'est à Pasteur que l'on doit de savoir ce que l'on n'avait fait que soupçonner jusqu'à lui, sans pouvoir en donner la preuve, le mécanisme du retour de la matière organique à la terre et à l'atmosphère, causé par les infiniment petits qui, par leur action, établissent l'équilibre entre la nature morte et la nature vivante. « Les principes immédiats des corps vivants, a écrit notre illustre compatriote, seraient en quelque sorte indestructibles, si l'on supprimait de l'ensemble des êtres que Dieu a créés, les plus petits, les plus inutiles en apparence. Et la vie deviendrait impossible, parce que le retour à l'atmosphère et au règne minéral de tout ce qui a cessé de vivre serait tout à coup suspendu ».

Oui, dira-t-on, c'est très-bien, voilà d'utiles auxiliaires; mais les autres microbes, les pathogènes, ceux qui engendrent tant de maladies terribles!

Sans doute il est regrettable qu'ils existent, mais ils ont existé avant nous, il nous faut les accepter.

D'ailleurs, ils ont aussi leur utilité. Ils sont nos ennemis, soit! Il est bon d'avoir des ennemis à combattre; c'est par la lutte que l'homme a grandi; tout progrès est une victoire.

N'est-ce pas aux microbes pathogènes que nous devons de connaître si bien les microbes utiles, connaissance qui nous permet de diriger leur action au mieux de nos intérêts? En effet, bien plus grande est notre activité quand il nous faut combattre un fléau ou seulement nous débarrasser d'une gêne, que lorsqu'il s'agit d'augmenter notre bien-être.

Félicitons-nous, dans tous les cas,

D'être venus plus tard dans un monde plus vieux;

car ces microbes contre lesquels l'homme était sans défense, puisqu'il les ignorait, grâce au grand Pasteur nous
les connaissons maintenant, et chaque jour nous apporte
un nouveau moyen de les détruire ou de les rendre impuissants.

Bien plus, par certaines cultures nous sommes déjà arrivés, pour quelques-uns, des plus redoutables, à les apprivoiser, pour ainsi dire, et à les transformer en protecteurs,
en sauveurs même, comme ces malfaiteurs que chez nous,
parfois, nous réussissons à mettre au service des honnêtes
gens qu'ils auraient auparavant dépouillés volontiers.

Et nous savons aussi que dans leur monde, comme dans
le nôtre, ne règne pas une parfaite union, qu'il est des espèces qui s'entredévorent à notre profit.

Nous savons encore qu'ils rencontrent dans notre corps
les phagocytes, qui leur font une guerre acharnée et que
nous pouvons presque multiplier à notre gré par une nourriture abondante et substantielle.

Pauvres microbes, serais-je tenté de dire, dans quelques
années que leur restera-t-il donc contre nous? Rien à peu
près que la peur qu'ils nous inspirent et la faiblesse de
notre constitution.

Il dépend de nous, le plus souvent, de nous fortifier ;
quant à la peur qui plus que toute chose affaiblit, avec un
peu de raison nous parviendrons à nous en affranchir.

Et nous continuerons à aller dans le monde, à voyager,
à nous promener sur les routes, dans les rues, quoique des
tuberculeux sans doute y aient craché, à recevoir des lettres,
à serrer la main de nos amis, même, en faisant des achats,
à accepter la monnaie qui nous est rendue, à toucher des
pièces ou des billets qui passent par tant de mains, et Dieu
sait souvent par quelles mains.

Si la mort nous effraye, rappelons-nous que parfois l'on

meurt de la peur de mourir et puisque nous ne voulons, ni ne pouvons nous confiner dans une cellule, bravement, en prenant toutes les précautions possibles, courons le risque de maladies dont, très probablement, armés comme nous le sommes déjà, nous ferons triompher la science et les soins de notre médecin.